Mediterranea

Guía completa para disfrutar de las recetas deliciosamente saludables del mediterráneo

(El libro de cocina de la dieta mediterránea para principiantes)

Jose-Antonio Contreras

TABLA DE CONTENIDOS

Ensalada De Quinoa Y Pistacho

Los cereales predominan en la dieta mediterránea. Si bien es relativamente nueva en la escena, la quinua ha tomado su lugar en el centro. Esta ensalada es bastante intrigante. La textura y el sabor se ven realzados por las grosellas. Sin embargo, siéntase libre de reemplazar las pasas si lo prefiere.

Ingredientes:

- ½ taza de perejil, picado

- ½ cucharadita de pimienta molida
- 1/2 taza de pistachos, picados
- 3 tazas de quinua, sin cocer
- ½ tazas de agua
- ½ cucharadita de comino
- 1 taza de pasas de Corinto secas
- 2 cucharadita de corteza de limón, rallada
- 4 cucharadas de jugo de limón
- 1 taza de cebollas de verdeo, picadas
- 2 cucharada de menta, picada

- 4 cucharadas de aceite de oliva virgen extra

Instrucciones:

1. En una cacerola, reúna 1/2 tazas de agua, pasas de Corinto y quinua.
2. Cocine todo hasta que hierva y luego reduzca el fuego.
3. Cueza todo a fuego lento durante unos 20 minutos y deje que la quinoa se vuelva esponjosa.
4. Déjelo a un lado por unos 5-10 minutos.

5. En un recipiente, transfiera la mezcla de quinua.
6. Añada las nueces, la menta, las cebollas y el perejil.
7. Mezclar todo.
8. En otro tazón, junte la cáscara de limón, el jugo de limón, las grosellas, el comino y el aceite.
9. Bátelos juntos.
10. Combine los ingredientes secos y húmedos. ¡Que aproveche!

Sándwich Con Pimientos Rojos Caramelizados

Ingrediente

1 taza de brotes de alfalfa

5-10 hojas de lechuga romana, rotas

Sal y pimienta recién molida al gusto

Decorar con unas aceitunas negras

2 pan de pita integral

4 piezas grandes de pimientos asados o

4 piezas grandes de pimiento rojo

2 onza de queso parmesano-reggiano duro, rebanado en trozos delgados

Preparación

1. Divida el pan de pita por la mitad, abra el bolsillo de cada lado del pan y tueste ligeramente.
2. Inserte 1-5 pieza grande de pimiento asado en cada 1 bolsillo de pan pita; dividir el queso parmesano-reggiano, los brotes, la lechuga y agregar a cada bolsillo.

3. Espolvorea cada bolsillo con sal y pimienta al gusto.
4. Servir adornado con aceitunas.

Brochetas De Pollo Sabores

Tiempo de preparación: 2 2 minutos.

Tiempo de cocción: 20 minutos.

Sirve: 8

Ingredientes:

- 1 taza de jugo de limón
- 8 dientes de ajo
- 2 cucharada de vinagre de vino tinto
- 30 libras de pechuga de pollo
- 4 cucharadas de romero fresco picado
- Pimienta y sal
- 2 taza de aceite de oliva

- 1/2 taza de hojas de menta fresca
- 4 cucharadas de orégano seco
- 1 taza de yogur
- 1/2 cucharadita de pimienta de cayena

Direcciones:

1. Corta la pechuga de pollo en cubos de 2 pulgada.
2. Agregue todos los ingredientes excepto el pollo a una licuadora y mezcle hasta que quede suave.
3. Vierta la mezcla licuada en un tazón.

4. Agregue el pollo al tazón y cúbralo bien.
5. Cubra y coloque en el refrigerador por 2 hora.
6. Precaliente el horno a 450 F.
7. Saque el pollo marinado del refrigerador y póngalo en las brochetas.
8. Coloque las brochetas en la parrilla y cocine durante unos 1-5 minutos.
9. Sirve y disfruta.

Estofado De Pollo Sabroso

Servir: 8

- 2 taza de apio picado
- 50 onzas de muslos de pollo
- 4 dientes de ajo
- 1 cebolla
- 4 zanahorias
- Pimienta y Sal
- 1 cucharadita de romero seco
- ½ de cucharadita de tomillo seco
- 1 cucharadita de orégano
- 4 tazas de caldo de pollo
- 1 taza de crema espesa

- 2 taza de espinacas frescas

1. Muslos de pollo, sin piel, cebolla, cortados en cubitos.
2. Zanahorias, peladas y cortadas en cubitos, Dientes de ajo, picados.
3. Agregue todos los ingredientes excepto la crema y las espinacas en la olla de cocción lenta y revuelva bien.
4. Tape y cocine a fuego lento durante 8 horas.
5. Agregue las espinacas y la crema.
6. Revuelva bien y sirva.

Ternera Asada Con Salsa De Soja

Ingredientes:

4 libras de carne asada.

1/2 de taza de salsa de soja.

1 cucharadita de caldo de carne.

1-5 cucharadita de romero.

1 cucharadita de ajo picado.

Direcciones:

1. Mezcle la salsa de soja, el caldo, el romero y el ajo en un bol.
2. Coloque su olla instantánea sobre una plataforma de cocina seca.
3. Abra la tapa superior y enchúfela.
4. Añada el asado, la mezcla del bol y el agua suficiente para cubrir el asado; remueva suavemente para mezclar bien.
5. Cierre correctamente la tapa superior; asegúrese de que la válvula de seguridad esté bien cerrada.

6. Pulse la función de cocción "Carne/Guisado"; ajuste el nivel de presión a "Alto" y el tiempo de cocción a 60 a 70 minutos.
7. Deje que la presión aumente para cocinar los ingredientes.
8. Una vez finalizado el tiempo de cocción, pulse el ajuste "Cancelar". Busque y pulse la función de cocción "NPR".
9. Este ajuste es para la liberación natural de la presión interior, y tarda unos 20 minutos en liberar lentamente la presión.

10. Abrir lentamente la tapa, sacar la carne cocida y desmenuzarla.
11. Volver a añadir la carne desmenuzada a la mezcla de la olla y remover para que se mezcle bien.
12. Sacar la receta cocida en recipientes para servir. Servir caliente.

Ensalada De Sandía

Ingredientes

8 onzas de queso feta fresco, cortado en trozos del tamaño de un bocado.

6 cucharadas de aceite de oliva extra virgen

4 cucharaditas de vinagre balsámico blanco

4 tazas de sandía sin semillas en cubos

Sal y pimienta recién molida a gusto

4 tazas de rúcula

2 taza de pepino en rodajas, con piel

Preparación

1. Añada la sandía a una gran ensaladera y espolvorea con sal y pimienta a gusto.
2. Añada rúcula, pepino y queso feta; tíralo para mezclarlo.
3. Combina el aceite de oliva y el vinagre, y rocía sobre la ensalada.
4. Echar a cubierto la ensalada y servir.

Minestrone De Chanterelle

Ingredientes

- 6 00 g de rebozuelos
- 2 00 g de frijoles (lata)
- 20 rebanadas de tocino (o panceta)
- 40 g de queso parmesano
- 2 hoja de laurel
- 2 ramita (s) de romero
- 6 ramitas de tomillo
- 2 000 ml de sopa de pollo
- 100 g de puerro
- 4 cebollas

- 1/2 cabeza de apio
- 4 zanahorias
- 2 diente (s) de ajo
- 1 manojo de perejil
- 1 limón
- sal
- pimienta
- aceite de oliva

preparación

1. Para los rebozuelos minestrone, pelar la cebolla, cortar las verduras en

cubos del mismo tamaño y cortar el tocino en trozos pequeños.

2. Limpiar bien los rebozuelos, cortar los más grandes en trozos pequeños.
3. Calentar un poco de aceite de oliva en una cacerola y sofreír las verduras y el tocino.
4. Poco después añadir los rebozuelos y dejar que se sigan friendo.
5. Escurre los frijoles y enjuaga brevemente.
6. Agregue a las verduras con las hierbas y la sopa.

7. Cocine a fuego lento hasta que las verduras estén blandas.
8. Condimente con sal, pimienta y jugo de limón.
9. Adorne los rebozuelos minestrone con perejil picado y parmesano recién rallado.

Tomates Rellenos Mediterraneos

Ingredientes:

½ taza de aceitunas kalamata deshuesadas y en rodajas

4 cucharadas de aderezo para ensalada italiana o vinagreta baja en grasa

4 cucharadas de albahaca fresca picada o tomillo

4 tomates grandes

1 taza de crutones de ajo pre-envasados o caseros

½ taza de queso de cabra desmenuzado

Preparación:

1. Precalentar la parrilla.
2. Rebanar los tomates por la mitad.
3. Desechar las semillas, usando los dedos para retirarlas.
4. Usar un cuchillo pequeño para remover la pulpa – deberías tener dos cáscaras.
5. Cortar la pulpa y llevarla a un bol mediano.

6. Colocar las cáscaras de tomate en una toalla de papel, colocarlas hacia abajo y dejar escurrir por 5-10 minutos.
7. Agregar las aceitunas, los crutones, el queso de cabra y las hierbas en el bol con la pulpa de tomate y mezclar. Agregar el aderezo y combinar bien.
8. Con una cuchara, colocar la mezcla en las cáscaras de tomate ahuecadas.
9. Colocar en una bandeja para hornear o en una bandeja para asar y llevar al horno por 10 minutos.
10. Deben estar a 5-10 pulgadas del calor y el queso debe derretirse.

11. Servir inmediatamente.

Patatas Fritas Al Horno

Ingredientes

10 batatas peladas y en rodajas

2 cucharada de condimento de la casa 1 cucharadita de pimentón Aceite de oliva para saltear

Instrucciones

1. Precaliente el horno a 450 grados F. Cubra una bandeja de hojas con pergamino.
2. Mezcle las batatas con suficiente aceite en un tazón grande
3. Espolvorear con pimentón y sazón de la casa.
4. En la bandeja para hornear preparada, extienda las batatas en una sola capa.

5. Hornee durante unos 35 a 40 minutos o hasta que estén tiernos y dorados.
6. Enfriar durante unos 5-10 o minutos y servir.

Avena Nocturna De Arándanos

- una pizca de sal
- 1 taza de arándanos congelados o frescos
- 1/2 de taza de nueces tostadas
- 2 cucharada de semillas de chía
- 1 taza de copos de avena
- 1/2 de taza de yogur griego natural
- 1/2 de taza de leche de almendras sin azúcar
- 2 cucharadita de extracto de vainilla
- 1 cucharadita de canela
- 1-5 cucharaditas de jarabe de arce

1. En un recipiente, combine todos los ingredientes excepto las nueces.
2. Refrigerar durante la noche y cubrir.
3. Servir con nueces tostadas por encima.

Batido De Naranja Y Piña

Ingredientes:

- Media taza de piña en trozos, enlatada y escurrida o fresca
- 1 naranja dulce
- 12 onzas de yogur light

Indicaciones:

1. Poner todos los ingredientes en una licuadora o procesador de alimentos, agregar cubos de hielo hasta que la mezcla alcance la consistencia deseada.
2. Servir enseguida.

Ensalada De Frijoles Aderezados Con Vinagreta Balsámica

Ingredientes :

- Cebolla roja (2 en cubos)
- Hojas de lechuga (6)
- Apio (.10 taza finamente picada)
- Pimienta negra molida (para sabor)
- Frijoles garbanzo (2 lata, enjuagado y escurrido)
- Vinagre balsámico (2 T)
- Aceite de oliva virgen extra (.210 taza)
- Perejil fresco (.6 6 taza picada)
- Dientes de ajo (8 picadas finas)

Instrucciones de cocción :

1. Comience preparando la vinagreta.
2. Batir el vinagre balsámico, el perejil, el ajo y la pimienta en un tazón pequeño.
3. Agregue suavemente aceite de oliva a la mezcla mientras bate, luego reserve.
4. Agregue los frijoles y la cebolla en un tazón grande.
5. Vierta aderezo de vinagreta balsámica en la parte superior.
6. Mezcle suavemente.
7. Cubra y coloque en un refrigerador hasta que se sirva.
8. Al servir, coloque una hoja de lechuga en el plato y luego agregue la mezcla de ensalada.
9. Adorne con apio picado.
10. Para distribuir, ponga 2 hoja de lechuga en cada plato.
11. Divida la ensalada entre los platos individuales y decore con apio picado.
12. Servir inmediatamente.

Pasta Alfredo Con Apio

Ingredientes

- 1 taza de leche vegetal sin sabor y sin sabor
- ½ cucharadita de sal marina
- 1 lb. de pasta penne integral
- 1 cabeza de brócoli
- Sal y pimienta
- 1 cebolla amarilla grande, en rodajas (aproximadamente 2 taza)
- 6 dientes de ajo picados
- 1 cabeza de apio, pelada y picada

- ½ taza de piñones
- 2 cucharada de levadura nutricional

Preparación

1. Coloca el apio en una vaporera dentro de una olla grande.
2. Agrega agua justo debajo del nivel de la olla y luego deja hervir el agua.
3. Cuece al vapor, cúbrelo y retíralo del fuego después de 15 a 20 minutos.
4. Saltea la cebolla a fuego medio-alto hasta que esté tierna y luego agrega el ajo durante unos minutos.
5. Mezcla en una batidora eléctrica el apio, piñones, leche vegetal, cebolla y ajo, 2 cucharada de levadura y sal.

6. Continúa licuando hasta que la mezcla esté suave y luego agrega agua para que tenga una textura suave y cremosa.
7. Hierve la pasta siguiendo las instrucciones de cocción en el paquete.
8. Durante los últimos 5-10 minutos de cocción, agrega un poco de brócoli y luego escurre.
9. Vuelve a poner la pasta y el brócoli en la olla.
10. Vierte generosamente la salsa sobre la pasta y el brócoli y mezcla todo.
11. Sirve caliente y agrega levadura, sal y pimienta adicionales para el sabor. Disfruta.

Bocaditos De Sándwich De Pepino

Ingrediente

- 1/2 taza de aguacate pelado, deshuesado y machacado
- una cucharada de mostaza
- Al gusto, sazone con sal y pimienta negra.

- Un pepino, en rodajas finas
- Pan integral, ocho rebanadas
- 4 cucharadas de queso crema ablandado
- Una cucharada de cebollino picado

Preparación

1. Extienda el puré de aguacate en cada rebanada de pan.
2. Extienda los ingredientes restantes, excepto las rodajas de pepino, encima.
3. Distribuya las rodajas de pepino entre las rebanadas de pan.
4. Cortar cada rebanada en tercios y servir en un plato.

Pobres Espaguetis

Ingredientes

- 2 diente de ajo
- 4 chiles frescos
- perejil al gusto
- 80 g de pan rallado
- 80 g de aceite de oliva virgen extra
- 600 g de espaguetis
- 2 00 g anchoas en aceite
- 160 g de cebollas rojas
- 60 g de alcaparras saladas
- 200 g de aceitunas taggiasca deshuesadas

Procedimiento

1. Para preparar espaguetis pobres, comienza colocando una olla con abundante agua con sal en la estufa, donde cocinarás la pasta.
2. Luego piensa en el salteado: pica finamente la cebolla roja y el diente de ajo.
3. Luego toma una sartén grande, vierte el aceite de oliva virgen extra hasta que casi cubra el fondo y agrega la cebolla y el ajo recién picado.
4. Dejamos sofreír unos minutos removiendo de vez en cuando para

que la salsa no se pegue al fondo de la sartén.

5. Cuando el agua haya hervido, echamos la pasta y dejamos cocer el tiempo indicado en el paquete.
6. Enjuague bien las alcaparras con agua corriente para eliminar el exceso de sal y píquelas en trozos grandes, luego agréguelas al salteado, revuelva y agregue las anchoas también.
7. Retire las semillas de los chiles, luego córtelos en trozos grandes y agréguelos a la sartén.

8. Cocine a fuego lento, revolviendo con frecuencia hasta que las anchoas se hayan derretido.
9. Si es necesario, añadir un cucharón de agua de cocción de la pasta. Cambiar para tostar el pan rallado: tomar una sartén, verter un chorrito de aceite y luego agregar el pan rallado.
10. Tuéstelo, revolviendo hasta que esté dorado: en ese momento retírelo del fuego y transfiéralo a un tazón pequeño.

11. Volvemos al aliño, que ya estará listo: añadimos las aceitunas Taggiasca, picamos el perejil y lo añadimos a la sartén removiendo para que se mezcle todo bien.

12. Escurrir la pasta al dente, reservando un poco del agua de la cocción, y verterla en la sartén con la salsa. Revuelva y saltee los espaguetis durante 30 a 35 minutos, luego agregue el pan rallado.

13. Añadir un cucharón de agua de cocción y mezclar bien antes de servir.

14. ¡Tu pobre espagueti está listo para ser degustado.

Sándwich De Queso Mediterráneo

Ingredientes

- 60 gramos de queso feta
- 4 tazas de espinaca fresca
- 8 rebanadas de tomate
- 4 cucharadas de aceitunas negras cortadas en rebanadas
- 1 cebolla
- Un poco de ajo picado
- 4 rebanadas de pan (a gusto)
- 2 cucharada de aceite de oliva

- 120 gramos de queso mozarela rallado

Preparación

1. Calentar en una sartén 2 cucharada de aceite de oliva a fuego moderado.
2. Agregar el ajo y la espinaca , revolver constantemente por unos minutos.
3. Coloque en un plato 1-5 rebanada de pan y coloque el queso mozarela, luego el queso feta y la espinaca.
4. Sobre a espinaca coloque los tomates, la cebolla y las aceitunas, finalmente coloque la otra rebanada de pan
5. En una sartén a fuego moderado coloque 2 cucharada de aceite de oliva y cuando esté caliente sofría el sándwich por 1 a 5 minutos y luego

delo vuelta y sofría por unos 1 a 5 minutos. Sirva inmediatamente..

Sopa De Pollo Al Limón Griego

Ingredientes

- Hojas de laurel - 4
- Arroz de grano corto - 2 taza
- Sal y pimienta
- Pechugas de pollo cocidas deshuesadas - 2, ralladas
- Jugo de limón - 1 cup
- Huevos - 4
- Perejil
- Aceite de oliva - 2 cucharada y más según sea necesario
- Zanahorias - 1 a 2 taza, picadas
- Apio - 1 a 2 taza, picado
- Cebolla verde - 1 a 2 taza, picada
- Ajo - 2 dientes, picados
- Caldo de pollo bajo en sodio - 8 tazas

Instrucciones

1. Calentar 2 cucharada de aceite de oliva en una olla holandesa.
2. Agregue cebollas verdes, apio y zanahorias.
3. Saltear y añadir el ajo.
4. Agregue el caldo y las hojas de laurel.
5. Ponga a hervir y agregue sal, pimienta y arroz.
6. Baje el fuego y cocine a fuego lento hasta que el arroz esté tierno, aproximadamente 35 a 40 minutos.
7. Ahora agregue el pollo cocido.
8. Para hacer la salsa, bata los huevos y el jugo de limón en un tazón.
9. Templar los huevos vertiendo 1-5 cucharones llenos de caldo de la olla.
10. Mezcle bien y agregue la salsa a la sopa de pollo y revuelva para mezclar.
11. Adorne con perejil y sirva.

Tajine De Carne Picada Y Huevos

Ingredientes

- jengibre al gusto
- sal al gusto
- pimienta al gusto
- pimiento(s), (picante) al gusto
- aceite de oliva, al gusto
- 1000 g | de carne picada, (ternera)
- 12 tomates
- 6 cebollas
- 4 cucharadas de pasta de tomate
- 6 huevos
- perejil al gusto
- ajo, harissa al gusto

- agua al gusto

Preparación

1. Una olla tajine es lo mejor para la preparación, pero también se puede utilizar una cacerola grande.
2. Mezclar la carne picada con el jengibre, el pimentón, la sal, el pimiento, el ajo, el perejil y una cebolla bien picada.
3. A continuación, forme bolitas y resérvelas.
4. Corta las otras 1-5 cebollas en tiras y saltéalas en aceite de oliva hasta que estén translúcidas.

5. A continuación, añada los tomates cortados en cubos pequeños y el ajo.
6. Rehogar durante unos 1-5 minutos.
7. A continuación, añada la pasta de tomate.
8. Desglase con una taza de agua.
9. Condimentar con jengibre, sal, pimiento, pimentón y harissa.
10. A continuación, añada las albóndigas.
11. Tapar y cocinar a fuego lento durante unos 20 minutos hasta que la carne esté cocida.

12. Deslizar con cuidado los 5-10 huevos en la salsa.
13. Volver a cocinar a fuego lento hasta que los huevos estén cuajados.
14. Servir con pan de pita.

Atún Mediterráneo Con Cuscús Y Guindillas

Ingredientes

- para servir
- 4 limones, en cuartos
- Sal marina y pimienta recién molida, para el sabor del Cuscús
- 5 tazas y media de cuscús
- 3 cucharadita de sal marina
- 4 tazas de caldo de pollo o agua
- Adición
- 280g latas de atún en aceite
- 2 taza de chile en rodajas

- ¼ taza de perejil fresco

4 pintas de tomates cherry, AOVE en rodajas y partidos por la mitad,

preparación

Preparar el cuscús:

1. En una cacerola pequeña, hierva el agua o el caldo a fuego medio.
2. Retira la olla del fuego.
3. Agregue el cuscús y mezcle; tapar y dejar reposar durante 20 minutos.
4. Hacer la cobertura:
5. En este punto, combine los tomates, los chiles, las alcaparras, los tomates y el perejil en un tazón mediano. Poner a un lado.
6. Añadir AOVE a la sartén con el cuscús y añadir una pizca de sal y pimienta.
7. Agregue la mezcla de atún al cuscús.
8. Sirve inmediatamente y decora con limón.

Rúcula Con Aderezo De Gorgonzola

Ingredientes:

- 1/2 taza de caldo de verduras, reducido en sodio
- Pimienta recién molida, 8 cucharaditas de aceite de oliva
- 2 cucharada de vinagre de sidra
  2 manojo de rúcula, limpia
- 2 pera, en rodajas finas
- 2 cucharada de jugo de limón fresco
- 2 diente de ajo magullado
- 1/2 taza de queso gorgonzola, desmenuzado

Preparación:

1. Ponga las rodajas de pera y el jugo de limón en un bol.

2. Mezcle para cubrir.
3. Coloca las rodajas, junto con la rúcula, en una fuente.
4. En un bol, combine el vinagre, el aceite, el queso, el caldo, la pimienta y el ajo.
5. Dejar actuar 5-10 minutos.
6. Retirar el ajo. Rocíe el aderezo sobre la ensalada y sirva.

Ensalada De Cuscús

Ingredientes

12 cucharadas de zumo de naranja recién exprimido

12 cucharadas de zumo de limón recién exprimido

8 cebollas tiernas cortadas en aros

8 cucharadas de aceite de oliva

sal y pimienta recién molida, al gusto

600 g | Espárragos, verdes o blancos

320 g de cuscús

8 tomates

8 cucharadas de perejil picado

4 dientes de ajo

Preparación

1. Cortar los espárragos en diagonal en rodajas o en trozos más largos, cortar los extremos leñosos y cocer los espárragos en agua hirviendo con sal y una pizca de azúcar hasta que estén al dente, luego escurrirlos.
2. Cocer el cuscús según las instrucciones del paquete.
3. Escaldar los tomates con agua hirviendo, pelarlos, cortarlos en cuartos, quitarles el tallo y las semillas.

4. Cortar la pulpa en dados finos.
5. Mezclar los trozos de tomate con el cuscús, los espárragos, los aros de cebolleta, el perejil picado, el aceite de oliva y el zumo de naranja y limón.
6. Pelar y exprimir el ajo. Sazonar al gusto con sal y pimienta.

Cuscús Con Guiso De Garbanzos Picante

Ingredientes4 cucharadas de cilantro picado

2 00 g de maíz

500 g de calabacín cortado en dados

500 g de garbanzos

8 cucharadas de pasta de tomate

2 pizca de pimienta

2 ramita/s de cilantro

1000 g de cuscús

1 cucharadita | de sal

1 litro de agua

8 cucharadas de aceite de oliva

4 cebollas

500 g de zanahoria(s)

4 cucharadas de canela

Preparación

1. Extender el cuscús en un plato grande y hondo y verter agua con sal de manera uniforme.
2. A continuación, frótelo entre los dedos para separar los granos.
3. Aparte el plato con el cuscús para que la sémola de trigo pueda absorber el agua.

4. Calienta la mitad del aceite en el fondo de una vaporera o en una olla grande.

5. Añade las cebollas y las zanahorias limpias y picadas y saltéalas a fuego lento durante diez minutos.

6. Añadir las especias y saltear durante otros dos o tres minutos, removiendo.

7. Incorpore el maíz, el calabacín y los garbanzos, añada aproximadamente un cuarto de agua y la pasta de tomate.

8. Llevar a ebullición y reducir el fuego, dejando que el guiso se cocine a fuego lento.

9. Mientras tanto, el cuscús ha absorbido el agua.

10. Páselo a la vaporera o a un colador de metal, aflojándolo un poco.

11. Colocar el inserto de la vaporera o el colador sobre la menestra de verduras, cubrir con un plato y cocer el cuscús al vapor durante 45 a 50 minutos a fuego suave. Sazonar con sal y pimienta al gusto.

12. Incorpore el aceite de oliva restante al cuscús y páselo a una fuente grande precalentada con el guiso de garbanzos.

13. Decorar con cilantro y servir inmediatamente.

CPSIA information can be obtained
at www.ICGtesting.com
Printed in the USA
LVHW080528210323
742064LV00014B/453

9 781837 873319